L'ART D'ÉLEVER LES ENFANTS AU BIBERON

2e ÉDITION

Prix : 15 Centimes.

EN VENTE :

[DANS] TOUTES LES LIBRAIRIES DE FRANCE ET DE L'ÉTRANGER.

—

PLON, ÉDITEUR A PARIS.

L'ART

D'ÉLEVER LES ENFANTS

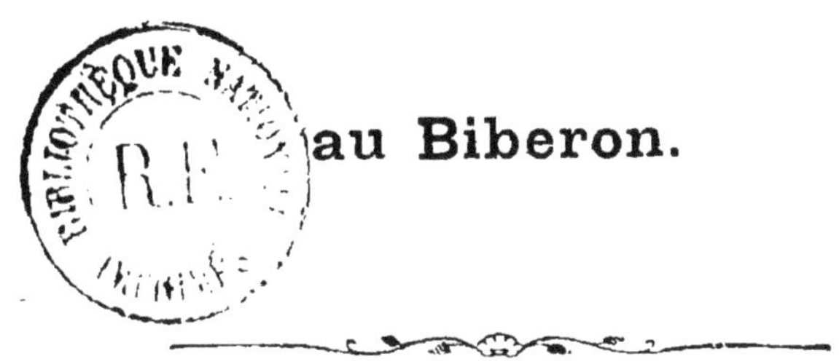

au Biberon.

CHAPITRE Ier.

Le retentissement qu'a eu depuis un certain temps dans la presse la grave question de la mortalité des nourrissons, a effrayé un grand nombre de mères. Aujourd'hui elles hésitent à juste titre avant de confier leurs enfants à des mains étrangères; elles tâchent de les élever elles-mêmes, comprenant que c'est à elles seules qu'il appartient d'arrêter cette effrayante mortalité des nouveau-nés en ne confiant pas à d'autres mains le soin de les nourrir et de les élever. Les soins maternels, avec une hygiène bien entendue, voilà ce qu'il faut aux nouveau-nés. Leur présence au logis est pour la mère un gage de bonheur et pour l'enfant un gage de santé.

Pendant les premiers mois qui suivent la naissance, les enfants ne se nourrissent que de lait. Cette nourriture est celle qui leur convient le mieux; la nature ne leur en a pas destiné d'autre. Heureuse la mère qui à une âme tendre et à un cœur compatissant joint une bonne santé!

il lui sera permis d'allaiter elle-même l'enfant à qui elle a donné le jour, de lui continuer au dehors la création commencée et achevée mystérieusement dans son sein. Quoi de plus doux, quoi de plus beau que de faciliter à cette créature innocente les premiers débuts de la vie pour en faire un être robuste, fort et vigoureux ! Cette mère réellement digne de ce nom, aura bien vite oublié les douleurs de l'enfantement, couvrant de caresses ce nouveau-né et cherchant son bonheur dans le plus généreux des dévouements. Elle trouvera sa récompense dans les sourires de ce petit être, sourires de reconnaissance. Trouvant en elle un aliment tout préparé, extrait de son sang, elle le donne sans craindre qu'aucune mauvaise maladie ne l'empoisonne. Fière de son ouvrage qui grandit sous ses yeux, elle sacrifie tout à cette tâche nouvelle, qui la rendant mère une seconde fois est pour elle la source d'une sensation indéfinissable de bonheur. Un sentiment d'orgueil qui jamais n'éclate sur la figure des nourrices mercenaires se peint sur son visage rayonnant de joie.

Condamnable au contraire est la mère qui, après de douloureux efforts, ayant donné le jour à une innocente créature, ne voudra pas être mère tout à fait, en renonçant au doux plaisir de l'allaitement, ce qui ferait la santé de son enfant et la joie de son intérieur. Rejeter l'être qu'elle a nourri dans son sein du plus pur de son sang, lui refuser le lait maintenant qu'il est palpitant sous ses yeux, maintenant qu'il vit de sa propre vie. Quelle indolence ! Mères de famille, la nature, en parant votre sexe de ces globes séduisants pour en faire l'ornement de votre sein, a voulu que ce fût là la ressource du nouveau-né et la source de votre bonheur.

Assez malheureuses au contraire sont les femmes d'une constitution délicate, d'une mauvaise santé, que le vide des mamelles condamne malgré elles à confier leurs enfants à une nourrice mercenaire. Jeunes mères, tremblez donc avant de confier vos enfants à des mains étrangères ; vos devoirs envers la famille et l'humanité vous imposent d'arrêter cette effrayante mortalité, en élevant vous-mêmes ces êtres innocents que vous avez placés sans défense sur cette terre. Ne violez plus les saintes lois de la morale, en confiant votre nouveau-né, plein de vie et de santé, à une nourrice mercenaire qui bientôt ne vous rendra qu'une pauvre victime languissante. A l'enfant, il faut une bonne alimentation : c'est le lait de sa mère; à l'enfant, il faut une bonne hygiène : ce sont les soins de sa mère.

L'amour maternel n'a malheureusement pas encore appris à toutes les femmes à être véritablement mères, et les exhortations les plus chaleureuses ne feront pas qu'il n'y ait dans toutes les classes de la société, même dans celles où les femmes songent le moins à se soustraire aux saints devoirs de la maternité, un grand nombre de femmes qui se trouvent dans l'impossibilité de nourrir. Si l'on considère l'état d'abaissement dans lequel est tombé l'allaitement par les nourrices qui se chargent de ce soin dans leur propre famille, on ne peut voir qu'avec intérêt les mères qui s'attachent obstinément à élever elles-mêmes leurs enfants au Biberon, tout en leur donnant les conseils à suivre pour arriver au succès de leur entreprise.

Aussi l'allaitement artificiel est entré dans nos mœurs. Ne pouvant être considéré comme affaire de choix, mais comme une nécessité qui s'impose aux familles dans les conditions les plus diverses, il mérite donc l'attention la plus sérieuse, et nous donnerons toujours la préférence à l'allaitement au Biberon fait par la mère elle-même ou sous ses yeux et sa surveillance, sur la malheureuse habitude d'exiler loin de sa famille le petit être qui vient de naître, et de le confier aux soins ambitieux d'une femme complètement étrangère, dont souvent on ignore la vie, les habitudes, les antécédents, et dont le plus grand nombre mesurera les soins qu'elle donnera à l'enfant à la générosité dont elle aura été l'objet, prenant ainsi l'enfant qui lui est confié pour une marchandise devant lui rapporter un certain bénéfice.

Beaucoup de jeunes mères aussi sont forcées de suppléer à l'insuffisance de leur lait par l'allaitement artificiel, c'est-à-dire qu'elles ont recours à l'aide du Biberon, qui avec le sein forme l'allaitement mixte. C'est surtout dans l'allaitement mixte que le Biberon donnera les meilleurs résultats, et avec son aide la mère la plus frêle, la plus délicate, dont la santé n'est pas assez forte pour résister à l'épuisement d'un allaitement prolongé, pourra elle-même allaiter son enfant sans avoir à redouter les afflictions qui pourraient en résulter.

Lorsque, par suite de ces diverses causes, l'allaitement au Biberon est adopté, comment le diriger? Nous avons pour cela à étudier : 1° le lait ; 2° le moyen de le donner à l'enfant ; 3° les soins hygiéniques.

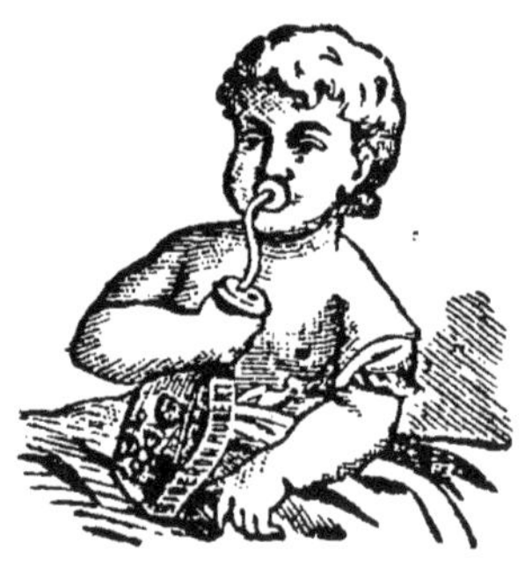

CHAPITRE II.

Du Lait.

Le lait résume les principaux éléments ; il en est le type, c'est-à-dire qu'il est capable à lui seul de suffire à l'entretien de la vie ; il renferme, réunit sous une forme parfaite, et dans une proportion appropriée aux organes digestifs du nouveau-né, toutes les substances alimentaires que nous offrent d'un côté les végétaux, de l'autre côté le règne animal. Sa composition en fait un aliment complet, tout à la fois substantiel et de digestion facile ; nourrissant sans échauffer, il suffit à lui seul pour le développement de l'enfant : rien ne lui convient aussi bien pendant au moins les premiers mois de sa naissance. En effet, la composition moyenne des laits contient des sels divers les deux principes immédiats, dont l'un est l'élément de la combustibilité et de la calorification, et l'autre l'élément albuminoïde ou de la nutrition. La matière combustible est la lactine ou sucre de lait ; l'élément albuminoïde est le caséum, les sels sont des sels marins, les phosphates alcalins et terreux, l'oxyde de fer, etc., etc. C'est là la composition générale du lait ; mais cet aliment varie suivant les espèces animales, suivant les individus de chaque espèce et même quelquefois suivant les différentes manières d'être d'un même individu. Les caractères généraux restent les mêmes ; le lait varie en composition par rapport à la proportion des principes constituants : il y a soit prédominance de caséum, soit de sucre, soit de beurre, etc., etc., suivant le lait. Selon nos analyses et celles de divers chimistes, la composition moyenne des laits de femme, de chèvre, d'ânesse et de vache peut se formuler de la manière suivante :

	LAITS			
	de femme.	de chèvre.	de vache.	d'ânesse.
Beurre	3,68	4,91	3,72	1,35
Lactine	7,11	4,87	5,03	5,80
Matières protéïques . .	1,70	5,72	2,31	1,70
Sels	0,20	0,56	0,71	0,50
Eau	87,31	83,94	88,23	90,65
Egale	100 »	100 »	100 »	100 »

Il résulte de l'inspection du tableau ci-haut, que le lait d'ânesse ne contient pas plus d'aliments plastiques que le lait de femme, mais il est beaucoup moins riche en lactine et en beurre ; or, les corps gras étant indispensables au développement d'un nouveau-né, avec du lait d'ânesse on lui fournirait une alimentation incomplète au point de vue des aliments respiratoires, qui jouent, comme on le sait, un rôle si important dans la vie évolutive du petit être. Quant au lait de chèvre, on voit que celui-ci est plus riche en beurre que celui de femme, mais que la quantité de lactine est plus faible ; ce qui le caractérise surtout, c'est sa grande richesse en matières protéïques. Or, celles-ci sont d'une digestion assez difficile, et je considère que le lait de chèvre ne doit jamais être donné à un enfant les premières semaines de sa naissance, car son estomac encore débile pourrait souffrir de ses digestions pénibles.

Le lait de vache est le plus ordinairement employé, pour plusieurs motifs ; moins cher que tout autre, il est aussi le moins rare, mais comme il est plus riche d'un quart en matières protéïques que le lait de femme, on doit le ramener à celui-ci en ajoutant une partie d'eau sur trois parties de lait, c'est-à-dire :

Lait de vache.	0,75
Eau pure	0,25
Sucre	0k35 gr.

En opérant le mélange de ces deux liquides, on obtiendra un litre de lait dont la valeur alimentaire sera égale à celle d'un pareil volume de lait de femme.

Le lait de vache étant choisi, quelles sont les précautions à prendre? Contrairement à une habitude, malheureusement fort répandue, qui consiste à faire bouillir à plusieurs reprises le lait destiné à l'alimentation des enfants, on doit au contraire, aussi souvent qu'on le peut, se procurer du lait frais et le conserver ainsi le plus longtemps possible, afin d'éviter de le faire bouillir complètement, sous peine de dissocier les éléments qui le composent et de le priver ainsi de la crème ou beurre. Il faut diviser le lait en six portions le jour et s'en procurer le soir pour la nuit. Au moment du repas, il faudra chauffer une portion au bain-marie, et l'élever au moins à vingt degrés. Tout ce qui ne sera pas consommé au moment du repas, devra être rejeté; ce n'est qu'en agissant ainsi que l'on donnera à l'enfant une nourriture saine et un lait bien conservé.

Les liquides à ajouter au lait que l'on apprête, eau pannée, eau d'orge, etc., etc., devront toujours être préparés au moment même du repas; on devrait même toujours employer l'eau pure, elle est bien préférable et exige beaucoup moins de manipulations. Les vases renfermant le lait devront être de verre, de terre ou de porcelaine, et soigneusement nettoyés; c'est de la sorte qu'on évitera toute fermentation.

Pendant les premiers temps de la vie, c'est-à-dire jusqu'à deux ou trois mois, selon la force de l'enfant, le lait coupé d'eau suffira, puis un peu plus tard on donnera du lait pur; dans un âge plus avancé, vers six mois, l'enfant manifestant le besoin d'une nourriture plus riche, on pourra joindre au lait quelques repas faits d'aliments demi-liquides, telles que bouillies très claires avec farine de froment ou mie de pain; successivement on donnera des potages au bouillon de viande, et peu à peu on les habituera graduellement aux aliments qui, par la suite, feront leur nourriture après le sevrage.

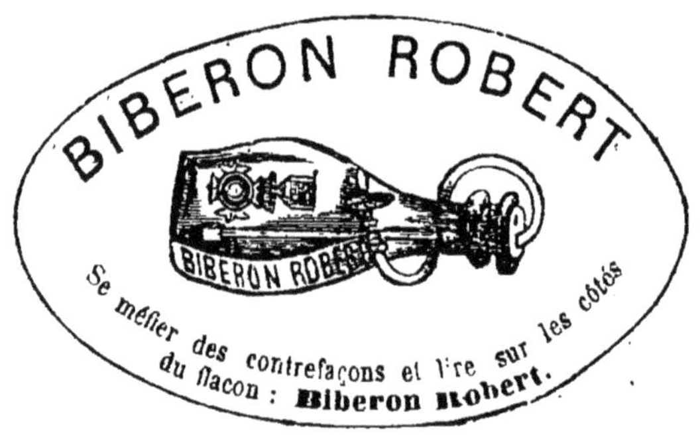

CHAPITRE III.

Des Biberons ou moyen de donner le lait.

Passerons-nous en revue tous les Biberons? Ferons-nous l'histoire des Biberons depuis leur invention primitive jusqu'à nos jours? Non, l'allaitement artificiel se faisait tout d'abord au moyen d'instruments les plus ordinaires; un vase quelconque, un verre, une cuillère. Plus tard on mit en usage le Biberon, ce qui fut déjà un grand progrès. L'enfant appliquant la bouche sur l'orifice du Biberon et faisant des efforts de succion comme s'il était au sein de sa mère, exercera ainsi les muscles spéciaux et les muscles de la respiration.

Notre but est de démontrer aux mères les meilleurs systèmes de Biberons, et de les mettre en garde contre ceux pouvant présenter des réels dangers pour la santé des enfants.

Les premiers Biberons étaient mal faits, mal construits; on avait d'abord essayé de boucher la fiole avec une éponge qui servait de tétine : l'air ne rentrait pas ou rentrait mal. Lorsqu'en inclinait le flacon, le lait arrivait en trop grande abondance, et malgré l'éponge, le berceau et l'enfant se trouvaient mouillés, grave source de maladies ! Plus tard on perfectionna. Est-ce bien un perfectionnement ? On ajouta à la fiole une garniture et un tube plongeur en étain pur, disaient les inventeurs et les marchands. Si les fabricants employaient exclusivement de l'étain pur pour les garnitures de Biberons, il n'y aurait certes pas grands dangers pour l'enfant. Mais l'étain à l'état de pureté est presque inconnu aux fabricants, et on étonnerait fort beaucoup de ces honorables industriels et des plus consciencieux encore, en leur apprenant qu'ils ajoutent à l'étain pur, pour le durcir, un métal des plus vénéneux, l'antimoine. Pour leur défense, il est vrai, ils objecteraient à leurs accusateurs qu'ils n'ont jamais allié d'antimoine à l'étain pour le durcir, et qu'ils se servent pour cela de régule. Apprenez donc, mères de famille, ce que ces consciencieux fabricants ignorent encore : c'est que le régule est un des noms de l'antimoine. Pour vous faire apprécier quel dangereux poison est l'antimoine, sachez que l'émétique contient à peine un tiers de son poids d'antimoine, et cependant tout le monde le sait, ce sel pris à la dose d'un vingtième de gramme fait vomir une grande personne et peut la tuer à la dose d'un gramme.

Parlons maintenant des fabricants peu consciencieux qui, poussés par l'appât du gain, emploient l'étain en fort minime proportion, et le remplacent fort avantageusement pour leur bourse par un alliage de zinc ou de plomb. La chimie nous apprend que le lait pur et frais n'attaque pas sensiblement les métaux dont nous parlons ; mais si le lait frais est coupé d'eau sucrée, si le flacon qui le contient reste en vidange, si la température du mélange ne descend pas au-dessous de la chaleur ordinaire d'une chambre habitée, si surtout il y a dans le flacon ou après le bouchon une parcelle de lait aigri, ce qui existe toujours dans certains Biberons malgré la plus exquise propreté, la fermentation lactique commence immédiatement et tout le sucre du lait, aussi bien que le sucre ajouté, ne tardent pas à se transformer en acide lactique, acide assez énergique pour attaquer fortement l'antimoine, le zinc ou le plomb, et former avec ces métaux des sels vénéneux, poisons redoutables pour les grandes personnes et à plus forte raison pour des frêles enfants nouveau-nés.

Vous avez vu ci-dessus, mères de famille, combien est terrible l'action des sels d'antimoine. Ceux de zinc, et entre tous le lactate de zinc, sont presque aussi énergiques à la dose de quelques décigrammes ; ils occasionnent aux grandes personnes des vomissements réitérés, suivis d'un grand affaiblissement qui dure souvent fort longtemps.

Quant au lactate de plomb, c'est le plus insidieux de tous et par conséquent le plus à craindre. A petites doses, ce sel peut être absorbé fort longtemps par un adulte sans donner lieu à des effets quelque peu inquiétants. Pourtant vient un jour où les accidents apparaissent graves et d'autant plus effrayants qu'on en ignore généralement la cause, et le malade ne peut alors guérir ; s'il guérit, ce n'est qu'en se soumettant à des traitements héroïques, parmi lesquels le lecteur connaît par ouï-dire le traitement dit de *l'Hôpital de la Charité*, pour les coliques de plomb. Or, étant démontré l'action énergique de ces poisons sur l'homme en bonne santé, je vous laisse à penser l'effet de ces mêmes poisons sur l'enfant qui vient à peine de faire son entrée dans la vie, alors que les soins les plus assidus, les plus intelligents d'une mère attentive suffisent à peine pour conserver à la vie ce frêle petit être.

Notre but sera atteint lorsque nous aurons indiqué aux mères de famille les avantages que doit réunir un bon Biberon, et nous croyons les résumer en décrivant le Biberon Robert, car c'est celui, à notre avis, qui a rendu et qui est destiné à rendre les services les plus signalés à l'humanité pour l'allaitement artificiel, car ce Biberon réunit les principales qualités exigées, soit pour la bonne construction, soit pour la grande facilité que l'enfant éprouve à faire la succion. Nous décrirons d'abord ce Biberon, puis après nous examinerons ses qualités.

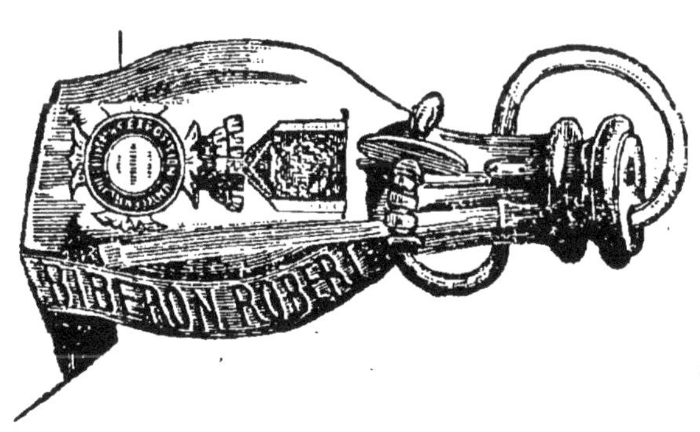

CHAPITRE IV.

Du Biberon Robert.

Le Biberon se compose d'un vase ou récipient et accessoire. Le vase est un flacon en verre blanc pouvant contenir environ 200 grammes de liquide. Dans le goulot du flacon rentre à frottement un bouchon ou obturateur en liége fin ou en porcelaine, percé de deux trous. Un de ces trous est traversé par un tube en verre qui plonge jusqu'au fond du flacon et se continue au dehors par un tube en gomme pure noire (1) et se terminant par une mamelle ou tétine également en gomme pure destinée à être introduite dans la bouche de l'enfant. Cette partie de l'appareil est destinée au passage du liquide vers le dehors; l'autre trou sert au passage de l'air extérieur dans l'intérieur du Biberon pour combler les vides successifs provoqués par la succion du liquide. Ce trou est fermé à l'intérieur par un petit sac en gomme pure dans lequel est pratiquée une incision. L'air, pour s'introduire par cette incision, qui forme soupape, doit vaincre une petite résistance occasionnée par l'élasticité de la gomme.

Les gommes employées dans le Biberon Robert sont lessivées et ne présentent aucune impureté métallique.

Ainsi un Biberon qui n'a pas de garniture métallique

---

(1) Gomme pure noire signifie gomme garantie sans mélange, et tous les caoutchoucs sans mélange sont naturellement noirs et doivent flotter sur l'eau.

et dans la composition duquel n'entrent pas des gommes impures (1), devra toujours être préféré à tout autre.

Le Biberon Robert, dont la description précède, présente un ensemble de qualités sérieuses que nous allons énumérer et étudier. La matière du flacon est en verre, parce que le verre ne présente pas l'inconvénient des métaux, n'est pas attaqué par le lait et est transparent, ce qui permet de vérifier à chaque instant l'intérieur. Mais ce qui donne au Biberon Robert sa supériorité sur tous les autres Biberons, c'est sa soupape élastique : grâce à elle, quoique en communication avec l'air libre qui remplit instantanément le vide laissé dans le flacon par la succion, il peut être considéré comme hermétiquement fermé, ce qui est une qualité très sérieuse. Le Biberon ne se renversant pas ne mouillera jamais l'enfant, lui évitera certainement diverses éruptions dues au lait qui fermente trop facilement sur la peau délicate des nouveau-nés. Mais ce qui donne surtout de la valeur à cette soupape, c'est qu'elle facilite l'aspiration continue et régulière du liquide. Un vide se forme à chaque succion de l'enfant, l'air doit le remplacer totalement, l'air surmontera l'élasticité de la gomme et pénétrera dans le flacon au travers de l'incision de la soupape ; dès que l'air aura pénétré en quantité suffisante, la même élasticité fermera la communication Ce mécanisme permettra à l'enfant d'aspirer régulièrement le liquide, et lui épargnera, en outre, de trop grands efforts pour remplir sa bouche, parce que jamais, de la sorte, il n'existera de vide dans le flacon, et par conséquent l'enfant ne s'épuisera pas. La communication avec l'air cessant instanta-

(1) Les gommes impures ne flottent pas sur l'eau, parce qu'elles sont agglomérées de blanc de zinc. Ce mélange de blanc de zinc et de caoutchouc est employé par des fabricants, afin de rendre le caoutchouc meilleur marché.

**

nément dès que l'enfant aura cessé la succion, le lait n'arrivera plus dans la bouche de l'enfant pour l'engorger. Cela arrive malheureusement trop souvent d'en d'autres Biberons qui, à un moment donné de la succion, deviennent de vrais siphons. Dans ces conditions, le lait arrivant trop vite, l'enfant s'engorge, a des vomissements et, à la suite, des coliques et des accidents de digestion. Avec le Biberon que nous décrivons, l'enfant n'aura que de légers efforts à faire pour opérer la succion, mais il aura un effort à faire ; c'est là, du reste, la santé de l'enfant : car ainsi exerçant les muscles spéciaux de la respiration, l'enfant, loin de se fatiguer, gagnera en vigueur ; il n'est pas engorgé de liquide, mais il boit le liquide. C'est en remplissant toutes ces conditions majeures que le Biberon Robert est parvenu à imiter au plus haut degré la succion naturelle, c'est-à-dire la succion au sein de la mère. Si la soupape en gomme n'existait pas, le vide qui se forme à chaque succion irait en augmentant au fur et à mesure du départ du liquide. L'enfant éprouverait alors une difficulté pouvant même devenir insurmontable. L'enfant s'échaufferait, s'épuiserait, grâce à des efforts nutiles, dépensant beaucoup de travail sans compensation, et tomberait fatalement dans l'inanition s'il n'est pas emporté prématurément par l'inflammation intestinale, suite fréquente de l'emploi d'un Biberon mal construit. Si d'un autre côté la soupape ne fermait pas hermétiquement après chaque succion, l'air pénétrerait dans le flacon, non-seulement avec facilité, mais se trouverait en communication directe avec le liquide contenu dans le flacon. Dès lors les phénomènes de siphon se produisant, le lait une fois attiré par la succion coulera de lui-même. L'enfant se trouvera dans l'impossibilité d'avaler assez vite, s'engorgera et aura des accès de suffocation. Pendant ce temps, un autre inconvénient se présentera : le lait mouillera l'enfant; tous graves dangers pour la santé de l'enfant en général et pour l'hygiène de la peau en particulier. M. Robert a donc résolu le grave problème de l'allaitement artificiel par son ingénieuse invention de la soupape élastique; aussi son rang est marqué parmi les inventeurs qui ont le plus mérité de l'humanité.

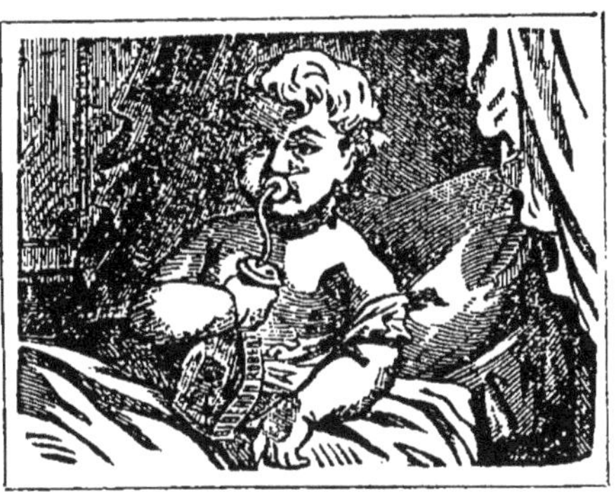

CHAPITRE V.

Conseils aux mères.

On doit autant que possible régler de bonne heure les repas d'un enfant et dès le commencement l'habituer à ne téter que toutes les deux heures au moins pendant le jour. La nuit, un enfant bien portant doit au moins dormir depuis onze heures jusqu'à quatre heures sans téter. Laissons aux mères le soin de régler elles-mêmes les repas, mais qu'elles sachent bien toutes qu'elles ne doivent pas donner le sein ou le Biberon à tout instant. Il faut que l'enfant ait le temps de digérer un repas avant de reprendre l'autre. On ne doit mettre aussi dans le Biberon que juste le lait que l'enfant doit absorber dans un repas et non faire comme la plupart des nourrices mercenaires, qui remplissent complètement le

Biberon et le laissent à l'enfant une, deux, trois heures même, alors que l'enfant du premier âge a laissé complètement refroidir le contenu du Biberon, et dans un âge plus avancé le tette complètement, puis le tette toujours lorsqu'il est vide. C'est là une des causes les plus fréquentes de l'épuisement des enfants. Mais beaucoup de mères et de nourrices, hélas ! trouvent là un moyen efficace de ne pas s'occuper de l'enfant.

Il est très utile et surtout nécessaire, pendant les grandes chaleurs, d'avoir deux Biberons en usage, afin que l'un baigne dans l'eau claire tandis que l'autre sert à l'enfant, car la propreté la plus exquise doit régner dans un Biberon. On doit nettoyer avec soin toutes les parties du Biberon toutes les fois qu'on vient de s'en servir et non pas se contenter d'un nettoyage sommaire et insuffisant, une fois par jour, comme le font la plupart des nourrices.

Jusqu'à trois mois au moins on coupera le lait selon le mélange désigné dans le chapitre II, c'est-à-dire que l'eau claire, légèrement sucrée, devra toujours être préférée à toutes les décoctions possibles, soit d'orge, avoine, etc. Vers quatre mois, on donnera le lait pur, sucré légèrement. Vers six mois seulement, on peut commencer à faire prendre à l'enfant, deux ou trois fois par jour, et à des heures parfaitement réglées, de légères bouillies faites soit avec de la farine séchée au four ou toute autre farine destinée à cet usage. Il est très dangereux de donner à l'enfant dès le bas âge des aliments solides, tels que gâteau, viande, fruits. Ce n'est qu'au huitième mois qu'on doit commencer à lui faire prendre quelques potages au bouillon de viande, avec tapioca, vermicelle, etc., afin de le préparer au sevrage, qui ne doit jamais avoir lieu avant que l'enfant n'ait au moins huit ou douze dents et lorsqu'il se trouve en bonne santé.

CHAPITRE VI.

Soins de propreté.

La propreté est d'une importance capitale pour la santé de l'enfant. Le corps doit être délicatement nettoyé tous les jours de la tête aux pieds, avec une fine éponge, puis essuyé promptement avec un linge doux et tiède. A quatre mois, la chaleur de l'eau doit être graduellement diminuée, mais il n'est jamais prudent de se servir d'eau tout à fait froide pour de jeunes enfants.

On doit changer les linges de l'enfant tous les jours et même toutes les fois qu'il s'est mouillé, et contrairement à un usage très répandu chez les nourrices mercenaires, on ne doit jamais se resservir d'un lange ayant été mouillé par l'urine qui aurait séché. La tête de l'enfant doit être nettoyée tous les jours comme toutes les autres parties du corps ; on ne doit jamais y laisser s'accumuler aucune crasse. Lorsqu'il se forme des rougeurs à la peau chez les nouveau-nés, il faut les saupoudrer avec de la poudre de riz ou de lycopode.

Les croûtes laiteuses, qui occasionnent de si vives démangeaisons à la figure des enfants, ne doivent pas être plus respectées que la crasse de la tête. Ces croûtes ne sont jamais un signe de bonne santé. Elles constituent toujours un état maladif auquel il est urgent de remédier. Pour cela, il suffit, dans un grand nombre de cas, de les poudrer complètement de poudre de riz ou de fécule. Cette poudre sèche les croûtes et elles tombent d'elles-mêmes en poussières sans causer aucune souffrance à l'enfant. Dans beaucoup d'autres cas, il est urgent d'avoir recours à l'avis d'un médecin.

Un enfant doit toujours être vacciné à l'âge de six mois, et en cas d'épidémie il le sera immédiatement après sa naissance.

CHAPITRE VII.

Premiers soins à donner aux indispositions des enfants.

Beaucoup de mères, et plus encore de nourrices, font peu attention aux maladies dont souvent sont atteints les nouveau-nés, et la plupart du temps, surtout à la campagne, on met sa confiance dans des remèdes soi-disant souverains et administrés par une matrone jouissant d'une réputation médicale faussement méritée.

Que les mères le sachent donc bien, on ne peut donner trop de soins à un enfant, et sa santé ne doit jamais être confiée à l'empirique que chaque village compte dans ses murs. Combien j'ai connu de jeunes enfants, espoir d'une famille, mourir fatalement d'une maladie cruelle, qui, prise au début par un médecin éclairé, n'aurait eu qu'un caractère très bénin, tandis que l'incurie d'une mère, d'une nourrice, ne faisait appeler l'homme de l'art que lorsque la maladie avait pris tout son empire et alors que le pauvre enfant avait déjà résisté à nombre de remèdes administrés souvent très contrairement à la maladie déclarée. Que les mères le sachent donc toutes bien, dès qu'un enfant est souffrant, ou présente des symptômes de souffrance, elles doivent appeler un médecin qui, dès la première visite, reconnaîtra s'il y a lieu de suivre la maladie sérieusement ou si quelques soins donnés de suite n'en entraveront pas immédiatement la marche. Dans la classe aisée, on procède toujours ainsi, et cette classe fournit un contingent bien moins fort à la mortalité des enfants. Les classes pauvres doivent agir de même, et si leurs ressources ne le leur permettent pas, elles trouveront dans toutes les villes un service de médecine gratuit ; elles trouveront toujours des médecins dévoués ne refusant jamais leur science et leur labeur aux malheureux, et surtout à une pauvre mère réclamant leurs secours. Combien alors elles s'épargneraient de larmes, de regrets, de remords, en agissant ainsi et en ne suivant que les conseils d'un médecin !

Pourtant, dans certains cas, surtout à la campagne, on ne peut se pourvoir d'un médecin aussitôt qu'on le désire, et quelquefois les accidents de l'enfance peuvent devenir promptement mortels, si on ne les a pas pris à temps. Une mère prévoyante pourra toujours avoir recours alors aux sages-femmes, chaque village en ayant presque toujours une. Les études approfondies qu'elles font aujourd'hui, l'habitude qu'elles ont de soigner la première enfance, en font de puissants auxiliaires de la médecine, car, presque toujours, elles joignent une grande habileté à soigner à une grande bonté. Mais en l'absence du médecin ou de la sage-femme, la mère verra-t-elle souffrir son enfant et n'osera-t-elle même lui administrer quelques soulagements? Non, une mère pourra toujours suppléer en attendant l'arrivée du docteur : quelques cataplasmes de pain blanc cuit dans du lait et posés sur le ventre d'un enfant ayant des coliques, le soulagent. Ceux de farine de lin ont la même efficacité, mais ils ont en outre l'inconvénient de provoquer une légère éruption sur la peau délicate de l'enfant. On reconnaîtra les coliques à la dureté du ventre, qui est un symptôme d'inflammation intestinale.

Dans le cas où l'enfant présente des accès de fièvre,

et lorsqu'il a la tête brûlante, il y a urgence d'appeler le médecin, mais la mère prévoyante pourra, en attendant son arrivée, et au cas où elle verrait empirer l'état de son enfant, poser quelques sinapismes de moutarde sur ses jambes, mais ces sinapismes ne devront jamais dépasser la grandeur d'un petit domino. Bien que ces précautions puissent être prises sans aucun danger, on ne doit les employer que si la visite du docteur se faisait par trop attendre ou si l'éloignement de sa demeure ne laissait pas espérer sa venue immédiate. Mais, je le répète encore, que toutes les mères sachent bien que les maladies qui paraissent être légères peuvent devenir mortelles chez un tout petit être. Recourez donc toujours aux hommes qui, ayant étudié de longues années, sont devenus des médecins éclairés, dont le dévouement ne fait jamais défaut, et méfiez-vous surtout de ces prétendus sorciers avec leurs souverains remèdes.

Combien on écrirait longuement si l'on voulait retracer toutes les utopiés et toutes les croyances superstitieuses auxquelles on se livre dans tous les pays et même au centre de la France.

Dans l'est de la France, il est d'usage de ne jamais nettoyer la tête des enfants : ils ont besoin, vous disent les commères, de cette enveloppe crasseuse pour permettre à leur cervelle de se former, de se nourrir. Bienheureux encore le pauvre enfant si on ne se hâte pas, au premier écoulement, de couvrir sa tète de toile cirée, feuilles de choux et de triples bonnets faisant bientôt de la tête de l'enfant une véritable marmelade que les poux ne tardent pas à habiter pour être un supplice continuel pour ces petits êtres, qui perdent alors tout sommeil et tout repos.

En Savoie, dès qu'une fille sourit avant deux mois, on se hâte de lui serrer fortement le bout des seins jusqu'à ce que l'on soit parvenu à y faire sortir une goutte de liquide. A cette ridicule méthode, on vous répondra que, dans le cas où cette opération n'aurait pas lieu, quand l'enfant devenue femme serait mère à son tour, elle ne serait point apte à nourrir elle-même ses enfants.

Dans d'autres provinces encore, et au centre même de la France, on a un moyen énergique d'enrayer complètement la coqueluche. Ce moyen consiste, oh! je vous vois rire d'avance, oui, il consiste à faire boire l'enfant malade dans le même vase où un âne vient de s'abreuver.

Dans d'autres provinces encore, comme moyen préservatif des convulsions, on suspend au cou de l'enfant les deux pattes et la tête d'une taupe renfermées dans un sachet de toile. Peut-on croire que de pareils faits, et d'autres plus absurdes encore, peuvent se passer en pleine France, la nation la plus instruite, la mieux civilisée du monde, et ne doit-on pas se demander avec raison! « Que doit-il donc se passer chez les peuples sauvages? »

Nous terminons ce trop court travail en vous priant de vous inspirer des quelques conseils que nous vous avons donnés; notre récompense sera le bonheur d'avoir contribué à rendre vos enfants sains et vigoureux.

Je soussigné, docteur en médecine de la Faculté de Paris, certifie que de tous les systèmes de Biberons expérimentés par moi, et sur mes propres enfants, je reconnais que c'est le **Biberon Robert** qui m'a donné les meilleurs résultats. Par lui est remplacée parfaitement la succion naturelle.

Je puis donc en recommander l'usage aux mères de famille et en toute confiance.

ZABÉ,

Docteur en médecine, 66, boulevard Sébastopol.

Nous, soussigné, docteur en médecine, chirurgien de la Faculté de Paris, professeur à l'Ecole départementale d'accouchements de la Côte-d'Or,

Certifions qu'il est fait usage à la Maternité de Dijon du **Biberon à soupape, système Robert.** Ce Biberon remplit très bien les conditions voulues pour le but que l'on s'est proposé ; il est bien conçu et sa soupape suffit pour empêcher l'enfant de s'épuiser en faisant la succion, et l'effort que fait l'enfant suffit pour remplacer la succion naturelle.

NUMA MOYNE, D.-M. P.

Nous, soussigné, docteur en médecine, chirurgien de la Faculté de Paris, inspecteur du service de santé pour l'élevage des enfants assistés de la ville de Paris,

Certifions que, depuis quelques années qu'il est fait usage dans nos contrées du **Biberon Robert à soupape**, pour l'élevage des enfants en nourrice, nous constatons que la mortalité des nourrissons est d'un dixième en moins qu'avant cette ingénieuse invention, car la soupape permet à l'enfant de faire la succion sans aucun effort et remplace très bien la succion naturelle. Nous ne saurions donc trop recommander aux mères de famille d'adopter le **Biberon Robert à soupape**, préférablement à tous les autres systèmes.

MOREAU,

Docteur-médecin, principal chirurgien en chef des hospices de Sens.

Parmi les progrès les mieux réalisés, il est juste de citer le **Biberon Robert,** qui a la propriété de ne pas soumettre le nourrisson à une succion pénible et dommageable pour ses poumons et son estomac. Cet appareil est heureusement très répandu, et les premières récompenses qu'il a toujours obtenues dans toutes les expositions, doivent encourager les mères de famille à employer le **Biberon Robert** préférablement à tout autre système.

Docteur BERTHERAND,

Correspondant de l'Académie de Médecine de Paris

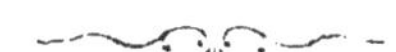

Extrait du Rapport de la Société d'Encouragement pour l'Industrie nationale.

Séance du 26 *décembre* 1873.

Rapport de M. D'HOMBERG, Directeur général des Ponts et Chaussées, Président de la séance.

M. Robert, de Dijon, a reconnu l'imperfection de tous les autres Biberons employés jusqu'à ce jour pour l'allaitement des enfants, et a adapté à son Biberon une soupape qui permet à l'air d'entrer librement dans le Biberon, ce qui évite que les enfants s'échauffent et s'épuisent comme avec les autres Biberons.

Le **Biberon Robert** est d'un usage commode, et cette invention, aussi simple qu'ingénieuse, constitue un grand perfectionnement et rend un immense service à l'humanité.

Nous avons pu aussi constater qu'à l'Exposition de la Société protectrice de l'Enfance de la ville de Paris, le **Biberon Robert à soupape,** par sa simplicité et son bon fonctionnement, tenait la première place parmi tous les objets de ce genre qui y étaient exposés.

En conséquence, le Comité propose de remercier M. Robert pour son intéressante découverte et d'insérer le Rapport dont son Biberon a été l'objet dans le *Bulletin de la Société d'Encouragement nationale.*

Ces conclusions ont été adoptées à l'unanimité par le Conseil.

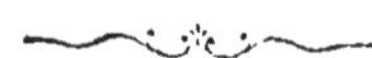

La médaille et le diplôme d'honneur de l'Exposition universelle et internationale de la Société protectrice de l'Enfance, au palais de l'Industrie, à Paris, ont été décernés à M. Ed. Robert, fabricant de biberons, à Dijon, pour son ingénieux système de **Biberon.**

MM. les Membres du Jury étaient :

Président : M. F. DE HERVÉ DU LORIN.
Rapporteur : Marquis DU PLANTY.
Membres : MM. DE PALASSY DE FAYOLLES, docteur en médecine;
A. DELPECH, professeur à l'Académie de médecine;
A. DESCROYSILLES, docteur en chef des hôpitaux de Paris;
A. RIANT, docteur en médecine;
A. SIRY, docteur en médecine;
Alfred GUILLOU, docteur en médecine;
LANVIA, docteur en médecine.

Dans sa séance du 25 juin, la Société d'encouragement pour l'industrie nationale, à Paris, a décerné à M. Robert, fabricant à Dijon, une médaille en récompense de son invention du **Biberon Robert à soupape**, dont l'emploi est répandu en grande quantité en France et à l'étranger.

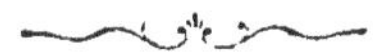

Le jury de l'Exposition de la Société protectrice de l'Enfance de Marseille a reconnu la supériorité du **Biberon Robert** et a décerné à M. Robert une médaille en remerciement de son ingénieuse invention.

Président du Jury : Docteur A. SICARD, président de la Société protectrice de l'Enfance.
Rapporteur . . . . Docteur MAURIN ;
Docteur OLIVE ;
Docteur MARTEL.

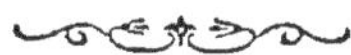

Le **Biberon Robert** a encore obtenu une médaille d'argent à l'Exposition fluviale et maritime de Paris en 1875.

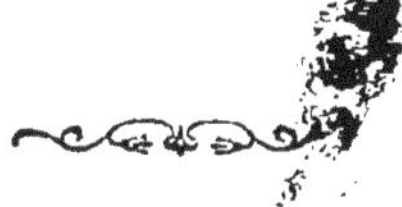

A la séance du 5 septembre 1876 du Conseil général de la Côte-d'Or, dans son rapport sur les enfants assistés du département, M. Muteau, rapporteur, a constaté que depuis que les nourrices au sein n'abondent plus et que l'on fait élever les enfants par des nourrices se servant du Biberon, la mortalité des nourrissons a diminué de 19 p. °/₀.

On doit ajouter que le Biberon Robert est le seul qui soit adopté à l'hospice des enfants assistés.

Nous, Supérieure générale de l'Hôpital de Dijon, certifions que le Biberon Robert est le seul en usage dans notre hospice pour l'allaitement des enfants assistés et le seul qui soit remis par l'hospice aux nourrices pour l'élevage desdits enfants.

Dijon, 14 septembre 1876.

Sœur MARIE-AMBROISE CHAMPRENAULT,

Supérieure.

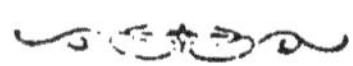

Dijon, le 20 septembre 1876.

A Monsieur le Rédacteur du journal le BIEN PUBLIC.

Je vous serai obligé de vouloir bien réserver bon accueil dans votre estimable journal à la lettre ci-après, qui m'est dictée par la note que j'ai trouvée dans votre numéro du 16 courant, ainsi conçue :

« A la séance du 5 septembre du Conseil général de la
» Côte-d'Or, dans son rapport sur les enfants assistés du

» département, M. Muteau, rapporteur, a constaté que » depuis que les nourrices au sein n'abondent plus et que » l'on fait élever les enfants par des nourrices se servant » du Biberon, la mortalité des nourrissons a diminué de » 19 p. %.

» On doit ajouter que le Biberon Robert est le seul » qui soit adopté à l'hospice des enfants assistés. »

Je n'ai pas à discuter pour le moment, les appréciations de cette note à laquelle je m'associe entièrement en ce qui concerne l'application du Biberon Robert pour l'élevage des enfants.

Ce Biberon est bien celui adopté à l'hospice dépositaire des enfants assistés, pour l'usage de la crèche, et particulièrement recommandé aux nourrices chargées d'élever nos enfants.

Depuis que j'ai l'honneur d'appartenir, en qualité de fonctionnaire, à l'inspection du service des enfants assistés, j'ai eu plus d'une occasion de reconnaître tous les avantages de ce Biberon.

En effet, le Biberon Robert remplit, à mon avis, le but qu'on se propose, de remplacer autant que possible le sein.

Sa supériorité incontestable a été reconnue par des personnes capables et compétentes, aussi je ne fais que consigner ici mes faibles remarques personnelles.

Ce Biberon ne pouvant subir aucune perte de liquide ne mouille jamais un enfant, ce qui est une grande qualité; mais pour moi, la valeur réelle du Biberon est dans la soupape, qui facilite l'aspiration régulière et continue du liquide.

L'air, qui remplace totalement le vide formé à chaque succion, en surmontant l'élasticité du caoutchouc, pénètre dans le flacon par ladite soupape élastique, laquelle, malgré sa communication avec l'air qui remplit le vide formé par la succion, n'empêche pas de considérer le Biberon comme hermétiquement fermé.

A peine l'air est pénétré en quantité suffisante dans le flacon, la même élasticité ferme la communication.

Cet heureux mécanisme permet à l'enfant d'aspirer régulièrement le liquide, lui évite de trop grands efforts, et le vide n'existant pas dans le flacon, l'épuisement ne peut avoir lieu, et puisque la communication de l'air cesse du moment que l'enfant aura cessé la succion, l'engorgement, qui peut donner des accidents de digestion, n'est plus à craindre.

Ce n'est donc qu'en remplissant les avantages reconnus au Biberon Robert, qu'on arrive à imiter et remplacer au plus haut degré la succion naturelle au sein.

En vous remerciant, Monsieur le Directeur, je vous prie de vouloir bien me réserver encore l'hospitalité dans les colonnes de votre estimable journal, me proposant d'entretenir plus longuement les personnes qui veulent bien s'intéresser à la situation présente et future des enfants assistés auxquels je suis attaché par le devoir et par le dévouement le plus sincère.

Agréez, etc.

Th. BARRALIS.

(4) Dijon, imp. Jobard.

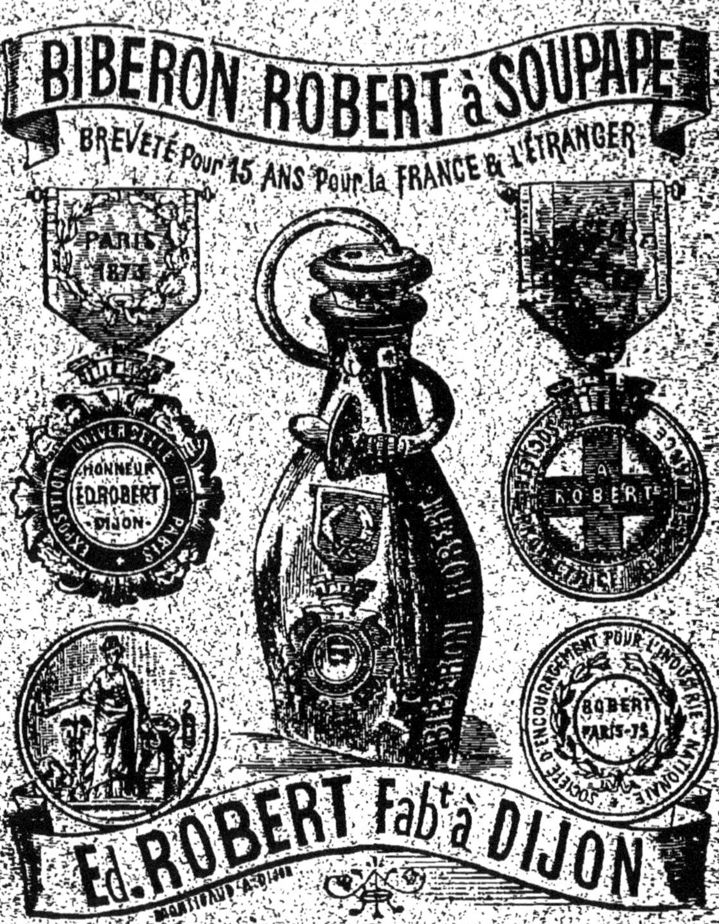

Méfiez-vous donc des contrefaçons qui se disent à soupape, et exigez le BIBERON ROBERT, vérifiez les marques de fabrique, qui sont : la Médaille d'honneur avec ruban, sur l'une des faces du flacon, et l'inscription Biberon Robert sur les côtés.

CHEZ TOUS LES LIBRAIRES :

L'ART D'ÉLEVER LES ENFANTS AU BIBERON

Prix : 15 centimes.

www.ingramcontent.com/pod-product-compliance
Ingram Content Group UK Ltd.
Pitfield, Milton Keynes, MK11 3LW, UK
UKHW020440220726
13923UKWH00005B/2239

9 782019 300937